Ratgeber Selbstverletzendes Verhalten

Ratgeber Kinder- und Jugendpsychotherapie
Band 19

Ratgeber Selbstverletzendes Verhalten

von Prof. Dr. Tina In-Albon, PD Dr. Paul L. Plener,
Prof. Dr. Romuald Brunner und PD Dr. Michael Kaess

Herausgeber der Reihe:
Prof. Dr. Manfred Döpfner, Prof. Dr. Gerd Lehmkuhl,
Prof. Dr. Franz Petermann

Ratgeber

Selbstverletzendes Verhalten

Informationen für Betroffene, Eltern, Lehrer und Erzieher

von Tina In-Albon, Paul L. Plener, Romuald Brunner und Michael Kaess

HOGREFE

GÖTTINGEN · BERN · WIEN · PARIS · OXFORD · PRAG
TORONTO · BOSTON · AMSTERDAM · KOPENHAGEN
STOCKHOLM · FLORENZ · HELSINKI

Prof. Dr. phil. Tina In-Albon, geb. 1976. Seit 2013 Inhaberin des Lehrstuhls für Klinische Psychologie und Psychotherapie des Kindes- und Jugendalters an der Universität Koblenz-Landau und Leiterin der Landauer Psychotherapieambulanz für Kinder und Jugendliche.

PD Dr. med. Paul L. Plener, geb. 1978. Seit 2013 leitender Oberarzt der Klinik für Kinder- und Jugendpsychiatrie und Psychotherapie der Universitätsklinik Ulm.

Prof. Dr. med., Romuald Brunner, geb. 1959. Seit 2005 leitender Oberarzt und stellvertretender Direktor der Klinik für Kinder- und Jugendpsychiatrie im Zentrum für Psychosoziale Medizin am Universitätsklinikum Heidelberg. Leiter der Forschungssektion für Störungen der Persönlichkeitsentwicklung.

PD Dr. med. Michael Kaess, geb. 1979. Seit 2013 Oberarzt des Heidelberger Frühbehandlungszentrums und der Ambulanz für Risikoverhalten und Selbstschädigung (AtR!Sk) an der Klinik für Kinder- und Jugendpsychiatrie des Universitätsklinikums Heidelberg sowie stellvertretender Leiter der Forschungssektion für Störungen der Persönlichkeitsentwicklung.

Bibliografische Information der Deutschen Nationalbibliothek
Die Deutsche Nationalbibliothek verzeichnet diese Publikation in der Deutschen Nationalbibliografie; detaillierte bibliografische Daten sind im Internet über http://dnb.dnb.de abrufbar.

Göttingen • Bern • Wien • Paris • Oxford • Prag • Toronto • Boston
Amsterdam • Kopenhagen • Stockholm • Florenz • Helsinki
Merkelstraße 3, 37085 Göttingen

http://www.hogrefe.de
Aktuelle Informationen • Weitere Titel zum Thema • Ergänzende Materialien

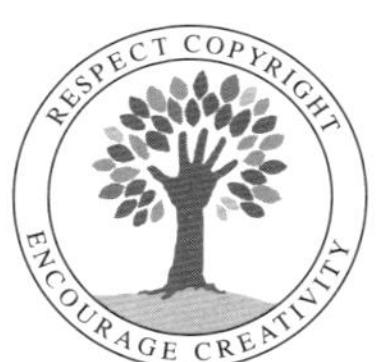

Umschlagabbildungen: © Getty Images, München
Illustrationen: Klaus Gehrmann, Freiburg; www.klausgehrmann.net
Satz: ARThür, Grafik-Design & Kunst, Weimar
Gesamtherstellung: Media-Print Informationstechnologie GmbH, Paderborn
Printed in Germany
Auf säurefreiem Papier gedruckt

ISBN 978-3-8017-2572-3

Zielsetzung des Ratgebers

Wenn sich Kinder und Jugendliche selbst verletzen, kann dies zu Gefühlen der Hilflosigkeit, Verängstigung, Verwirrung und zu Sorgen in deren Umfeld, aber auch zu Scham- und Schuldgefühlen bei den Betroffenen führen.

In diesem Ratgeber möchten wir Ihnen einen Überblick zum Thema selbstverletzendes Verhalten bei Kindern und Jugendlichen geben. Selbstverletzendes Verhalten kann von suizidalen Ideen oder Absichten begleitet sein, Kinder und Jugendliche verletzen sich jedoch auch häufig ohne suizidale Absichten. Der Ratgeber stellt selbstverletzendes Verhalten ohne eine vorrangig suizidale Absicht in den Mittelpunkt. In der Fachsprache wird dieses Verhalten auch als sogenanntes „Nichtsuizidales selbstverletzendes Verhalten (NSSV)“ bezeichnet. Er richtet sich an betroffene Jugendliche, Eltern, Lehrkräfte und sonstige Bezugspersonen.

Selbstverletzendes Verhalten beginnt vorwiegend im frühen Jugendalter und ist sehr häufig ein Ausdruck von Schwierigkeiten im Umgang mit Gefühlen. Dies soll auch eine Hauptbotschaft dieses Ratgebers sein: Die wichtigste Funktion von selbstverletzendem Verhalten liegt für die Mehrzahl der Betroffenen in einer Reduktion bzw. Erleichterung negativer Gefühle. Für Außenstehende ist dies oft schwierig zu verstehen, aber für die Betroffenen ist es zum Zeitpunkt der Selbstverletzung häufig die einzige Methode, die für sie funktioniert. Daher soll an dieser Stelle auf ein häufig verbreitetes Missverständnis aufmerksam gemacht werden. Die Vermutung, dass mit der Selbstverletzung Aufmerksamkeit erreicht oder Menschen manipuliert werden sollen, trifft nur in den wenigsten Fällen zu.

Wir möchten mit diesem Ratgeber Informationen zu selbstverletzendem Verhalten vermitteln. Wissen führt grundsätzlich zu mehr Verständnis und damit zu einem angemessenen Umgang mit den Betroffenen. Wenn wir etwas verstehen, führt dies meist auch zu einer Reduktion der Ängste und Sorgen. Zudem soll der Ratgeber eine positive Einstellung gegenüber professioneller Hilfe fördern und damit dazu beitragen, professionelle Hilfe in Anspruch zu nehmen. Der Ratgeber sollte nicht als Selbsthilfeanleitung verstanden werden. Er stellt keinen Ersatz für eine professionelle Behandlung der Betroffenen dar.

Dieser Ratgeber ergänzt den Leitfaden zu selbstverletzendem Verhalten (In-Albon, Plener, Brunner & Kaess, 2015), der sich an Ärzte, Psychologen und Psychotherapeuten richtet und detailliert auf die Grundlagen, Diagnostik und Behandlung von selbstverletzendem Verhalten eingeht.

Landau, Ulm und Heidelberg, im Oktober 2014

Tina In-Albon, Paul L. Plener, Romuald Brunner und Michael Kaess

Inhalt

1 Kennen Sie das?

Die 15-jährige *Anna* berichtete, sich im letzten Jahr beinahe täglich durch „Ritzen“ selbst verletzt zu haben. Unmittelbar bevor sie sich selbst verletze, verspüre sie eine starke Anspannung und negative Gefühle, wie Trauer, Angst, Wut und sie mache sich Selbstvorwürfe. Sie denke nicht lange darüber nach, bevor sie sich selbst verletze. Der Drang zum selbstverletzenden Verhalten sei bei ihr sehr oft vorhanden und sehr stark. Nach dem selbstverletzenden Verhalten fühle sie sich dann meist besser und empfinde eine Erleichterung von negativen Gefühlen. Dieser Zustand halte allerdings nicht besonders lange an, da sie dann häufig von Schuldgefühlen geplagt werde. Anna berichtete, dass sie sich häufig selbst verletze, nachdem sie sich mit jemandem gestritten habe. Manchmal werde das selbstverletzende Verhalten auch dadurch ausgelöst, dass sie von jemandem komisch angeschaut oder angelacht werde. Sie habe sich auch schon selbst verletzt, um keinen Suizidversuch zu begehen. Sie fühle sich durch das selbstverletzende Verhalten sowohl zu Hause als auch im Kontakt mit Freunden beeinträchtigt, da sie die Wunden verstecken müsse.

Die 16-jährige *Eva* berichtete, sich seit dem 11. Lebensjahr regelmäßig selbst zu verletzen, indem sie sich in die Arme und Beine schneide und ritze. Das Ritzen helfe ihr, sich selbst wieder zu spüren, nachdem sie mit ihren Familienmitgliedern gestritten habe und deswegen das Gefühl habe, nichts wert zu sein. Eva beschrieb starke Gefühle von Traurigkeit, Wut gegenüber allem und Anspannung zu empfinden, bevor sie sich selbst verletze. Sie mache sich zudem Selbstvorwürfe und habe einen starken Leidensdruck wegen den Streitereien und dem Gefühl, nicht zu existieren. Den Drang zum selbstverletzenden Verhalten beschrieb Eva als sehr stark und sehr oft. Während der Durchführung des selbstverletzenden Verhaltens empfinde sie eine kurzfristige Erleichterung von negativen Gefühlen, welche jedoch nicht lange anhalte. Sehr oft führe ein familiärer Streit zum selbstverletzenden Verhalten. Eva berichtete, sich aufgrund des selbstverletzenden Verhaltens zu Hause wie auch in der Schule und in ihrer Freizeit stark beeinträchtigt zu fühlen und darunter zu leiden. Sie wünsche sich Hilfe und sei deshalb in die Klinik gekommen.

Der 14-jährige *Mike* berichtete, dass er selbstverletzendes Verhalten „zufällig“ für sich entdeckt habe. Vor ca. 2 Jahren habe er gemerkt, dass es sich gut anfühle, wenn er Wunden immer wieder öffne. Vor einem Jahr habe er damit begonnen, immer dann, wenn er sich sehr wütend fühle, solange mit der rechten Faust auf Wände zu schlagen, bis die Haut aufplatzt und es blutet. Im vergangenen Jahr sei er bereits zweimal wegen gebrochener Mittelhandknochen medizinisch versorgt worden. Den behandelnden Ärzten und seiner Familie, die von seinem selbstverletzenden Verhalten nichts wisse, habe er erzählt, dass die Unfälle von Skateboard-Stürzen stammen. Als es in der Schule zu einem Konflikt mit seinen Freunden gekommen sei, habe Mike in der Umkleidekabine auf die Wand eingeschlagen, bis diese ebenfalls blutig war. Der zufällig dazukommende Sportlehrer habe Mike entdeckt und ihn zum Beratungslehrer gebracht.

2 Was versteht man unter selbstverletzendem Verhalten?

Unter selbstverletzendem Verhalten (der Fachbegriff lautet: Nichtsuizidales selbstverletzendes Verhalten – NSSV) versteht man eine absichtliche, direkte Zerstörung oder Veränderung des Körpergewebes ohne suizidale Absicht. Das Verhalten ist sozial nicht akzeptiert und führt zu kleinen oder moderaten Schädigungen der Haut.

Wichtig an dieser Definition ist, dass die verschiedenen Formen selbstverletzender Handlungen nicht mit einer suizidalen Absicht verbunden sind und dass das Verhalten sozial nicht akzeptiert ist. Piercings oder Tattoos werden dagegen als sozial akzeptiert angesehen und daher nicht als selbstverletzendes Verhalten gewertet. Damit Selbstverletzungen als Störung eingestuft werden, sollte selbstverletzendes Verhalten nicht nur einmal ausprobiert, sondern mehrmals durchgeführt werden.

Im Ratgeber wird im Folgenden vereinfachend immer von „selbstverletzendem Verhalten" gesprochen, wobei hier immer Handlungen gemeint sind, die ohne Suizidabsicht ausgeführt werden. Teilweise treten selbstverletzende Verhaltensweisen jedoch auch gemeinsam mit suizidalen Absichten oder Handlungen auf, so dass es im Einzelfall wichtig ist, eine mögliche suizidale Gefährdung einzuschätzen. Hierzu wird weiter unten noch ausführlicher Stellung genommen.

Das Zufügen von Schnittverletzungen, Verbrennungen, sich schlagen etc. sind charakteristische Formen der Selbstverletzung. Eine der häufigsten Formen von selbstverletzendem Verhalten ist das sogenannte „Ritzen": Hierbei fügen sich Betroffene hauptsächlich oberflächliche Schnittverletzungen mit einer Rasierklinge oder einem anderen scharfen oder spitzen Gegenstand zu. Die Art und der Schweregrad der Selbstverletzungen variieren. In der Regel beziehen sich die Selbstverletzungen auf unterschiedliche Körperpartien: Am häufigsten sind die Oberseite der Unterarme, Handgelenke, Oberarme und Oberschenkel betroffen.

Der folgende Kasten listet Warnsignale für selbstverletzendes Verhalten auf:

Merke: Warnsignale für selbstverletzendes Verhalten

- Die Kinder bzw. Jugendlichen haben häufig nichterklärbare Schnittwunden und Narben.
- Die Kinder bzw. Jugendlichen tragen der Situation unangemessene Kleidung (z. B. langärmlige Kleidung bei hohen Temperaturen oder beim Sport).
- Sie vermeiden es, sich öffentlich umzuziehen (z. B. beim Sportunterricht).
- Die Kinder bzw. Jugendlichen verweigern den Besuch des Schwimmunterrichts.
- Sie zeigen sehr impulsives Verhalten.
- Sie zeigen eine hohe Bereitschaft, gesundheitsgefährdende Risiken einzugehen (z. B. im Straßenverkehr oder im Bereich der Sexualität).
- Die Kinder bzw. Jugendlichen bewahren Messer und Rasierklingen auf.
- Die Kinder bzw. Jugendlichen ziehen sich sozial zurück, es kommt zu Heimlichtuerei, sie schließen sich häufig im Zimmer oder Bad ein.

Wenn Sie solche Warnsignale wahrnehmen, sprechen Sie den Jugendlichen ruhig und mitfühlend an. Falls Sie den Verdacht haben, dass sich der Jugendliche selbst verletzt, sollte möglichst zeitnah ein Kinder- und Jugendlichenpsychotherapeut bzw. ein Kinder- und Jugendpsychiater oder eine Beratungsstelle aufgesucht werden, damit die Behandlungsmöglichkeiten geklärt werden können.

Wie häufig kommt selbstverletzendes Verhalten vor?

Etwa 30 % der Jugendlichen verletzen sich einmalig selbst, ca. 5 % der Jugendlichen zeigen wiederholt selbstverletzendes Verhalten. Dies unterstreicht nochmals die oben bereits erwähnte wichtige Unterscheidung zwischen einmaligem und wiederholtem nichtsuizidalem selbstverletzendem Verhalten. Die meisten Untersuchungen ergaben, dass weibliche Jugendliche sich häufiger selbst verletzen als männliche Jugendliche. Zumeist beginnt selbstverletzendes Verhalten in einem Alter von 12 bis 13 Jahren.

Obwohl man in den letzten Jahren keine Zunahme von selbstverletzendem Verhalten unter Jugendlichen beobachten konnte, zählt Deutschland innerhalb Europas zu den Ländern, in denen sich Jugendliche am häufigsten selbst verletzen. Selbstverletzendes Verhalten tritt oft in Kombination mit suizidalem Verhalten und anderen Risikoverhaltensweisen (wie z. B. Alkohol- und Drogenkonsum) auf, so dass in vielen Fällen umfassende Beratungs- und Behandlungsangebote erforderlich sind, die auf alle Problembereiche eingehen.

Selbstverletzendes Verhalten und suizidales Verhalten (im Sinne von Suizidversuchen) treten in der Jugendphase sehr viel häufiger als in jeder anderen Lebensphase auf. Die besonderen Problemlagen der Jugendzeit scheinen bei der Entstehung dieser Phänomene eine Rolle zu spielen und müssen entsprechend berücksichtigt werden.

3 Wozu dient selbstverletzendes Verhalten?

„Es beruhigt mich" und „Um etwas zu spüren" sind die häufigsten von Jugendlichen genannten Gründe für selbstverletzendes Verhalten. Es geht also darum, eine Erleichterung von negativen, überwältigenden Gefühlen herbeizuführen und „etwas" zu spüren bzw. dem Gefühl von Taubheit und Leere zu entgehen. Das Paradoxe an der Selbstverletzung liegt darin, dass eine Handlung, die eigentlich Schmerzen auslöst, kurzfristig jedoch unmittelbar und meist sehr effektiv zu einer emotionalen Erleichterung führt. Langfristig kommen jedoch häufig wieder negative Gefühle, wie Schuld- und Schamgefühle, bei den Betroffenen auf, so dass sich ein Teufelskreis von negativen Gefühlen und selbstverletzendem Verhalten aufbaut.

Man kann also festhalten, dass für die Mehrzahl Betroffener selbstverletzendes Verhalten eine wirkungsvolle Bewältigungsmöglichkeit darstellt, um vor allem mit negativen Gefühlen und starker innerer Anspannung umzugehen. Sicherlich ist das Verhalten mittel- bis langfristig nicht hilfreich und bedarf einer Intervention, aber für das Verständnis von selbstverletzendem Verhalten ist zunächst die Frage nach der Motivation, die hinter dem selbstverletzenden Verhalten steht, und das Anerkennen seiner Funktion, wesentlich. Verdeutlicht man sich die Funktion selbstverletzenden Verhaltens, wird auch eher verständlich, warum Betroffene das Verhalten oftmals zunächst nicht wirklich aufgeben möchten. Betroffene erleben durch das selbstverletzende Verhalten kurzfristig eine Besserung, ihnen geht es nach einem negativen emotionalen Zustand für eine kurze Zeit besser (= Belohnung). Dies verdeutlicht auch nochmals den bereits erwähnten Teufelskreis, in dem sich viele Betroffene befinden.

Merke: „Sie wollen nur Aufmerksamkeit" – ein häufiges Missverständnis

Viele Eltern und Bezugspersonen gehen davon aus, dass der Wunsch, mehr Aufmerksamkeit zu bekommen, der häufigste Grund für selbstverletzendes Verhalten bei Jugendlichen ist. Forschungsergebnisse zeigen jedoch, dass nur eine Minderheit der Jugendlichen mit selbstverletzendem Verhalten Aufmerksamkeit erlangen will. Ein weiterer Punkt, der gegen diese Annahme spricht, ist, dass selbstverletzendes Verhalten oft im Verborgenen durchgeführt wird, ohne dass Eltern, Freunde oder weitere Bezugspersonen davon Kenntnis haben.

4 Welche weiteren Probleme treten häufig im Zusammenhang mit selbstverletzendem Verhalten auf?

Mit selbstverletzendem Verhalten gehen häufig weitere Probleme einher, wie beispielsweise eine traurige, depressive Stimmung, soziale Ängste, traumatische Lebensereignisse oder Substanzmissbrauch. Auch andere begleitende Gesundheitsrisikoverhaltensweisen (Alkohol- und Drogenkonsum, exzessive Mediennutzung, riskantes Sexualverhalten) sind charakteristischerweise zu beobachten. Auch Jugendliche, die sich nur gelegentlich selbst verletzen, berichten gehäuft, sich verzweifelt zu fühlen, sich in ausweglosen Situationen zu befinden oder irritiert zu sein. Diese als quälend empfundenen Gefühle sind dann häufig der Auslöser für selbstverletzende Verhaltensweisen. Zudem geben betroffene Jugendliche oft an, Schwierigkeiten in zwischenmenschlichen Beziehungen zu haben. Viele der Jugendlichen haben Konflikte mit Gleichaltrigen, aber auch mit ihren Eltern und Lehrern.

Unterscheidung zwischen selbstverletzendem Verhalten und Suizidalität

Besondere Beachtung muss den Gemeinsamkeiten und Unterschieden zwischen selbstverletzendem Verhalten und Suizidalität geschenkt werden. Die wichtigste Unterscheidung liegt in der Absicht des Verhaltens. Besteht die Absicht, durch das selbstverletzende Verhalten zu sterben, so liegt eine suizidale Handlung vor. Wenn selbstverletzendes Verhalten ohne suizidale Absichten durchgeführt wird, also kein Wunsch vorliegt, durch die Handlung zu sterben, ist dennoch zu bedenken, dass wiederholtes selbstverletzendes Verhalten einen Risikofaktor für Suizid bzw. für einen Suizidversuch darstellt. Daher sollte immer auf Suizidwarnzeichen (siehe Kasten) geachtet werden:

Merke: Suizidwarnzeichen

Das Kind/der Jugendliche

- zieht sich von Freunden und der Familie zurück,
- äußert Gefühle der Hoffnungslosigkeit und der Wertlosigkeit,

- zeigt Veränderungen in der Persönlichkeit,
- beschäftigt sich in unüblicher Form mit den Themen Tod und Sterben,
- verschenkt persönliche Gegenstände,
- äußert andeutungsweise oder offen Suizidabsichten,
- hat bereits einen Suizidversuch begangen,
- wirkt unruhig, angespannt oder im Denken und Handeln verlangsamt,
- ist sehr traurig und gereizt,
- hat Schuldgefühle und macht sich Selbstvorwürfe,
- hat kürzlich einen Verlust erlebt,
- zeigt einen nichterklärbaren Leistungsabfall,
- gehäufte Absenzen in Schule/Beruf,
- wirkt müde und schläft entweder nur wenig oder sehr viel.

Sollte der Verdacht einer Suizidgefährdung bestehen, muss unbedingt eine professionelle Abklärung der Gefährdung durch einen Facharzt für Kinder- und Jugendpsychiatrie, durch einen Kinder- und Jugendlichenpsychotherapeuten oder durch eine andere Fachpersonen mit entsprechender Aus- und Weiterbildung erfolgen.

Es wird leider oft vermieden, direkt nach Suizidgedanken oder Suizidplänen zu fragen, da dies zum einen Unsicherheit auslösen kann oder auch die Meinung weit verbreitet ist, dass man mit der Frage nach einer Suizidgefährdung jemanden erst auf den Gedanken bringen könnte, sich das Leben zu nehmen. Es kann aber festgehalten werden, dass die Frage, ob sich jemand das Leben nehmen möchte, eher eine Erleichterung bei den Betroffenen auslöst. Die Vermutung, dass dadurch suizidale Handlungen ausgelöst werden, ist nicht zutreffend.

Unterschiede zwischen selbstverletzendem Verhalten und der Borderline-Persönlichkeitsstörung

Nahezu alle Jugendliche mit einer Borderline-Persönlichkeitsstörung (BPS) zeigen selbstverletzendes Verhalten, es ist jedoch nicht so, dass alle Jugendlichen mit selbstverletzendem Verhalten unter einer Borderline-Persönlichkeitsstörung leiden. Eine Gemeinsamkeit beider Störungen sind Schwierigkeiten im Umgang mit Emotionen. Patienten mit einer BPS haben zusätzlich Schwierigkeiten mit ihrem Selbstbild, weil sie häufig das Gefühl haben, nicht zu wissen, wer sie wirklich sind, sich deutlich anders fühlen als alle anderen Personen, so als würden sie nicht dazugehören. Sie leiden unter starken Stimmungsschwankungen, haben ein chronisches Gefühl der Leere und oft instabile zwischenmenschliche Beziehungen. Diese Beziehungen sind häufig durch einen Wechsel zwischen Idealisierung und Entwertung gekennzeichnet. Charakteristisch sind auch (vorgestellte oder tatsächliche) Ängste von anderen – für sie wichtigen – Bezugspersonen (Freunde, Familienmitglieder) verlassen zu werden. Es ist durchaus möglich, dass Jugendliche mit selbstverletzendem Verhalten zusätzlich zur Selbstverletzung auch einige dieser BPS-Symptome zeigen, ohne das Vollbild einer Borderline-Persönlichkeitsstörung zu erfüllen. Eine diagnostische Abklärung durch qualifiziertes Fachpersonal ist hier in jedem Fall sinnvoll.

5 Wie verläuft die weitere Entwicklung von selbstverletzendem Verhalten?

Auch wenn selbstverletzendes Verhalten mehrheitlich im Jugendalter auftritt und in vielen Fällen auch ohne professionelle Hilfe wieder abklingt, bleibt jedoch ein erhebliche Anzahl an Jugendlichen zurück, bei denen dieses Verhalten längerfristig bestehen bleibt. Häufig können sich in der weiteren Entwicklung dann auch noch zusätzliche psychische Probleme zeigen. Es ist daher falsch, davon auszugehen, dass selbstverletzendes Verhalten nur ein vorübergehendes Problem im Jugendalter darstellt, da das Verhalten bis in das Erwachsenenalter hinein andauern kann.

Es gibt Hinweise, dass durch das wiederholte selbstschädigende Verhalten Gewöhnungseffekte auftreten, die die Hemmschwelle senken, weiterhin selbstschädigend mit sich umzugehen. So scheint beispielsweise eine herabgesetzte Schmerzschwelle die Fortsetzung des selbstverletzenden Verhaltens zu begünstigen und die Hemmschwelle für schwere selbstschädigende Handlungen zu senken, die dann auch in Suizidversuchen münden können.

Nicht selten treten im weiteren Verlauf neben den sichtbaren (z. B. an den Oberarmen) auch verdeckte Selbstverletzungen (z. B. am Rumpf) auf, was dazu führt, dass keine Behandlung eingeleitet wird, weil die Verletzungen nicht erkannt werden.

Weitere Faktoren, die das selbstverletzende Verhalten aufrechterhalten können, sind Angst- und Depressionssymptome, Cannabis- und Alkoholkonsum sowie ein Mangel an sozialer Unterstützung. Wenn begleitende psychische Auffälligkeiten, wie z. B. eine depressive Verstimmung, nicht erfolgreich behandelt werden, setzt sich das selbstverletzende Verhalten fort. Insbesondere Jugendliche mit wiederholtem selbstverletzenden Verhalten zeigen dann mit zunehmendem Alter deutlich schwerere Formen der Selbstverletzung.

Teilweise wurde auch beobachtet, dass betroffene Jugendliche zwar aufhörten, sich selbst zu verletzten, stattdessen jedoch andere Formen selbstdestruktiven Verhaltens zeigten (z. B. Drogenkonsum). Weiterhin hat sich gezeigt, dass es nach einer Reduktion oder Beendigung der selbstverletzenden Verhaltensweisen insbesondere in Phasen hoher Stressbelastung wieder zu einem Wiederauftreten von Selbstverletzungen kommen kann. Daher ist es auch aus Gründen der Rückfallpropyhlaxe von großer Bedeutung, dass betroffene Jugendliche eine umfassende professionelle Hilfestellung erhalten.

6 Was verursacht selbstverletzendes Verhalten?

Die Ursachen für selbstverletzendes Verhalten sind vielfältig. Wie bei anderen psychischen Störungen und Auffälligkeiten ist davon auszugehen, dass biologische, psychische und soziale Faktoren einen gewissen Anteil an der Entstehung und Aufrechterhaltung von selbstverletzendem Verhalten haben. So können neben einer genetisch bedingten Anfälligkeit für psychische Probleme und psychischen Faktoren, wie z. B. eine geringe Stresstoleranz oder eine ausgeprägte selbstkritische Grundhaltung des Jugendlichen, auch soziale Faktoren, wie z. B. anhaltende Konflikte in der Familie, ein abwertender Erziehungsstil der Eltern oder eine fehlende soziale Unterstützung, eine Rolle spielen.

In Tabelle 1 sind einige dieser Faktoren aufgelistet. Wie viel jeder Faktor genau und in welcher Zusammensetzung zur Entstehung von selbstverletzendem Verhalten beiträgt, konnte bisher jedoch noch nicht geklärt werden.

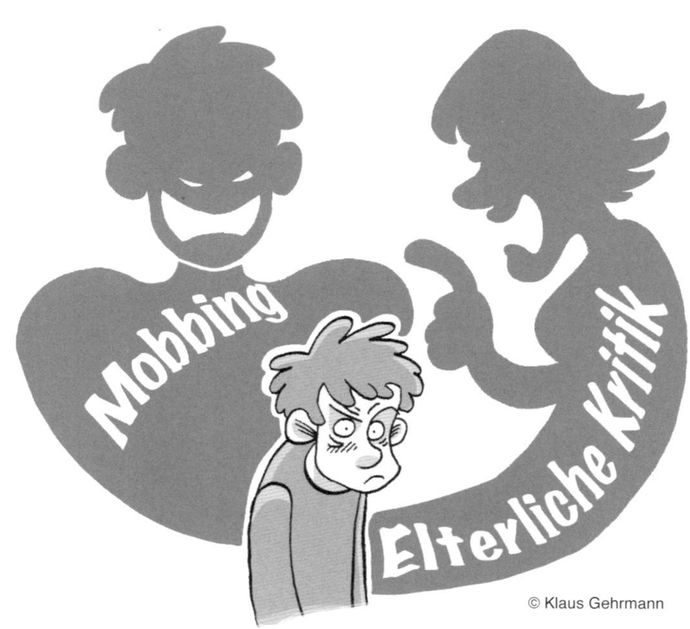

© Klaus Gehrmann

Tabelle 1:
Faktoren, die zur Entstehung und Aufrechterhaltung selbstverletzender Verhaltensweisen beitragen

Biologische Faktoren	– Genetisch bedingte Anfälligkeit für psychische Probleme – Veränderte biologische Reaktionen bei Stress
Psychische Faktoren	– Geringe Stresstoleranz – Dysfunktionale Gedanken (z. B. „Ich bin schuld und muss bestraft werden.“) – Mangelnder Selbstwert – Ausgeprägte selbstkritische Grundhaltung – Alexithymie (mangelnde Fähigkeit, Emotionen zu erkennen)
Soziale Faktoren	– Fehlende soziale Unterstützung – Zugehörigkeit zu bestimmten Jugendkulturen – Belastende Kindheitserlebnisse, wie z. B. der Verlust eines Elternteils, mangelnde elterliche Fürsorge, elterliche Vernachlässigung, Gewalt- oder Missbrauchserlebnisse – Schwieriges Familienklima, wie z. B. ausgeprägte Konflikte zwischen den Eltern, Arbeitslosigkeit, etc. – Psychische Probleme der Eltern oder anderer Familienangehöriger – Aktuelle Ereignisse, die Stress verursachen, dienen häufig als Auslöser für selbstverletzendes Verhalten. Die häufigsten akuten Probleme sind Konflikte im familiären Umfeld oder mit der Gleichaltrigengruppe sowie Schwierigkeiten in der Schule bzw. am Ausbildungsplatz – Ein Erziehungsstil, der durch elterliche Kritik mit stark ablehnenden/abwertenden Handlungen und Äußerungen geprägt ist – Probleme mit Gleichaltrigen (z. B. Mobbingerfahrungen) – Ausgrenzung aufgrund einer nichtheterosexuellen Orientierung

7 Welche Behandlungs- und Unterstützungsmöglichkeiten gibt es?

Leider beginnen Jugendliche mit selbstverletzendem Verhalten derzeit noch selten eine Behandlung. Dies kann, wie bereits beschrieben, damit zusammenhängen, dass Jugendliche selbstverletzendes Verhalten häufig als hilfreiche Problemlösestrategie betrachten und daher nicht dazu motiviert sind, sich in Behandlung zu begeben. Wie Studien gezeigt haben, halten viele Jugendliche selbstverletzendes Verhalten auch für zu „unbedeutend“, um deshalb gleich eine Therapie zu beginnen. Es ist daher sinnvoll, die kurz- und langfristigen Folgen des Verhaltens mit dem Jugendlichen zu besprechen.

Ein zentrales Ziel der Behandlung ist es, die Funktionen des selbstverletzenden Verhaltens aufzudecken. Wenn die Motive, warum das Verhalten ausgeführt wird, nachvollzogen werden können, dann ist es möglich, mit dem Jugendlichen gemeinsam zu überlegen, wie das gleiche Ziel (z. B. Verringerung negativer Gefühle) mit anderen, gesünderen Verhaltensweisen erreicht werden kann.

In welchem Setting wird die Behandlung durchgeführt?

Meistens wird zwischen einer ambulanten und stationären Behandlung unterschieden. Soweit wie möglich wird die Behandlung ambulant durchgeführt. Eine Zwischenlösung kann ein Aufenthalt in einer Tagesklinik sein, in der die Jugendlichen tagsüber betreut werden und abends zu Hause sind.

Eine ambulante Behandlung kann durchgeführt werden, wenn

- keine akute Suizidgefährdung vorliegt,
- eine ausreichende familiäre Unterstützung besteht,
- eine Kooperationsbereitschaft des Jugendlichen vorliegt.

Eine stationäre Behandlung ist nötig, wenn

- eine akute Suizidgefährdung vorliegt,
- die Verletzungen sehr schwerwiegend sind,
- sehr schwerwiegende familiäre Problemen vorhanden sind,
- das selbstverletzende Verhalten fortbesteht bzw. sich verschlimmert und anderweitige psychische Begleiterkrankungen vorliegen, die eine stationäre Intervention erforderlich machen.

Psychotherapie

Wenn ein Kind oder ein Jugendlicher selbstverletzendes Verhalten zeigt, ist eine psychotherapeutische Behandlung sinnvoll. Es gibt verschiedene psychotherapeutische Verfahren. In Deutschland sind die tiefenpsychologisch fundierte Psychotherapie und die Verhaltenstherapie von den Krankenkassen anerkannt. Entsprechend werden Behandlungen mit diesen Verfahren von Krankenkassen finanziert. Aufgrund von Ergebnissen aus der Forschung ist heute gut belegt, dass psychotherapeutische Behandlungsmaßnahmen und insbesondere die Verhaltenstherapie oft zu einer Verbesserung, d. h. zu einer Reduktion oder auch zu einer Beendigung der selbstverletzenden Verhaltensweisen führen.

Wenn eine ambulante Psychotherapie nur zu einer unzureichenden Besserung führt, müssen, wie bereits erwähnt, auch stationäre Behandlungsmaßnahmen erwogen werden. Kinder und Jugendliche, die gleichzeitig noch weitere Auffälligkeiten aufweisen, wie z. B. ausgeprägte Niedergeschlagenheit, Traurigkeit im Sinne einer depressiven Symptomatik oder begleitende Probleme im sozialen Verhalten (aggressives Verhalten, Schulversäumnisse etc.), benötigen noch umfassendere Hilfen. Hier können neben weiteren psychiatrisch/psychologischen Hilfen auch familientherapeutische Interventionen und unterstützende Maßnahmen durch das Jugendamt (z. B. Familienhilfe, Erziehungsbeistand) zum Einsatz kommen.

Ein Verfahren, das sich bei selbstverletzendem Verhalten und Suizidalität als wirksam erwiesen hat, ist die sogenannte Dialektisch-behaviorale Therapie für Adoleszente (DBT-A). Die DBT-A hat zum Ziel, den Jugendlichen aufzuzeigen, dass es möglich ist, einerseits den emotionalen Schmerz und den damit einhergehenden Wunsch der Erleichterung anzuerkennen und andererseits das selbstverletzende Verhalten durch das Erlernen neuer Verhaltensweisen zum Umgang mit Emotionen zu beenden. Die Vorteile der DBT-A liegen im direkten Ansprechen bzw. der Suche nach den Funktionen des selbstverletzenden Verhaltens. Weiterhin geht die DBT-A auf die möglichen Konflikte zwischen den Jugendlichen, die das selbstverletzende Verhalten nicht wirklich aufgeben wollen, und den Eltern bzw. Therapeuten ein, deren Wunsch es ist, dass die Jugendlichen das Verhalten beenden. Ein zentrales Element der DBT-A ist auch das Erlernen von alternativen Fertigkeiten (sogenannten „Skills“). Die Jugendlichen sollen mithilfe der Skills lernen, adäquat mit negativen Gefühlszuständen umzugehen.

Wenn kein Therapeut mit Kenntnissen in der DBT-A in Wohnortnähe verfügbar ist, ist es sinnvoll, sich an Verhaltenstherapeuten zu wenden. Viele Verhaltenstherapeuten haben zumindest Elemente der DBT-A (z. B. „Skills-Training“) in ihr therapeutisches Repertoire integriert.

Psychopharmakotherapie

Für selbstverletzendes Verhalten gibt es derzeit keine spezifischen medikamentösen Behandlungsmöglichkeiten. Wenn eine begleitende psychische Störung vorliegt, beispielsweise eine schwere depressive Erkrankung, kann der Einsatz von Medikamenten im Einzelfall jedoch sinnvoll sein. Nach einer ausführlichen Diagnostik und der Prüfung der Indikationsstellung könnte in einem solchen Fall eine psychopharmakologische Begleittherapie mit einem Antidepressivum erfolgen.

Grundsätzlich bedarf eine psychopharmakologische Mitbehandlung einer besonderen Aufsicht durch einen Facharzt für Kinder- und Jugendpsychiatrie. Der Facharzt für Kinder- und Jugendpsychiatrie wird Sie und Ihr Kind über Möglichkeiten der medikamentösen Behandlung informieren, über deren Wirksamkeit und Sie auch über mögliche Nebenwirkungen aufklären.

Insgesamt kann jedoch festgehalten werden, dass bei der Behandlung von selbstverletzenden Verhaltensweisen vorrangig psychotherapeutische Interventionen angezeigt sind, die neben dem betroffenen Jugendlichen auch die Eltern oder andere Bezugspersonen mit einschließen können.

8 Mit welchen besonderen Herausforderungen sind Eltern und andere Bezugspersonen konfrontiert?

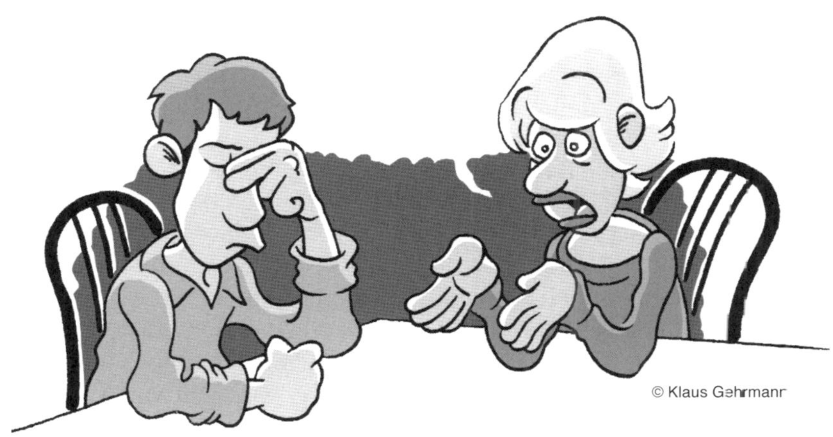

Aufseiten der Eltern zeigen sich oft Gefühle, wie z. B. Verwirrung, Trauer, aber auch Wut und Enttäuschung. Eltern suchen häufig nach einer Erklärung, warum ihre Kinder selbstverletzendes Verhalten zeigen. Sie können meistens auch keinen richtigen Bezug zu einer möglichen vorausgegangenen Belastungssituation erkennen. Die gedankliche und emotionale Bewertung von Konflikten, z. B. auch kleineren Ausmaßes unter Gleichaltrigen, ist für die Eltern oder andere Bezugspersonen manchmal kaum nachzuvollziehen, so dass dieses Unverständnis schnell zu fortgesetzten Schwierigkeiten in der Eltern-Kind-Interaktion führen kann.

Es sollte festgehalten werden, dass die Erziehung von Kindern und Jugendlichen nie einfach ist und jedes Alter seine eigenen Besonderheiten mit sich bringt. Insbesondere das Jugendalter ist eine Phase mit vielen physischen und psychischen Veränderungen. Daher stellt dieser Lebensabschnitt häufig eine besondere Herausforderung für den Jugendlichen selbst, aber auch für die Eltern dar. Die Entwicklungsaufgaben, die es in der Adoleszenz zu bewältigen gilt, lassen sich in drei Bereiche einteilen: Dem persönlichen, zwischenmenschlichen und gesellschaftlichen Bereich.

Die Identitätsentwicklung wird diesen Bereichen übergeordnet und stellt daher das zentrale Thema des Jugendalters dar. Entwicklungsaufgaben des persönlichen Bereichs ergeben sich aus den biologischen Veränderungen (z. B. Akzeptanz körperlicher Veränderungen) sowie aus der Entwicklung der weiblichen oder männlichen Geschlechtsrolle. Des Weiteren sollten durch die Fähigkeit zur Abstraktion eine eigene Weltanschauung und Zukunftsperspektiven entwickelt und aufgebaut werden. Im zwischenmenschlichen Bereich gehört zu den Entwicklungsaufgaben, die zu bewältigen sind, der Aufbau von Beziehungen zu Gleichaltrigen beiderlei Geschlechts, die Aufnahme von intimen Beziehungen und die Ablösung von den Eltern. Die Entwicklungsaufgaben im gesellschaftlichen Bereich betreffen die Vorbereitung auf einen Beruf und damit auch die Vorbereitung auf die finanzielle Selbstständigkeit (vgl. Grob & Jaschinski, 2003). Die Identitätsentwicklung als übergeordneter Bereich ist durch zwei Grundbemühungen gekennzeichnet: Die Bemühung, sich selbst zu erkennen und das Bestreben, sich selbst zu gestalten und an sich zu arbeiten. Der Übergang zwischen Kindheit und Erwachsenenalter ist gekennzeichnet durch das Erlangen von Selbstständigkeit, jedoch müssen bei diesem Übergang auch Verhaltensformen und Privilegien des Kindesalters aufgegeben werden.

Dieser Eintritt in einen unbekannten Lebensbereich kann zu Unsicherheiten führen. Eltern sehen sich daher häufig vor die Frage gestellt, ob bestimmte Verhaltensweisen noch zur „normalen" Pubertätsentwicklung zu zählen sind oder schon einen Krankheitswert besitzen. Bezogen auf selbstverletzendes Verhalten bei Jugendlichen kann festgehalten werden, dass selbstverletzendes Verhalten immer ein Alarmsignal dafür ist, dass Jugendliche über ein eingeschränktes Repertoire an Problemlösefertigkeiten verfügen und alternative Bewältigungsstrategien versagt haben. Das heißt zwar nicht zwangsläufig, dass alle Jugendlichen mit selbstverletzendem Verhalten die Kriterien einer psychischen Erkrankung erfüllen, selbstverletzendes Verhalten sollte aber dennoch zum Anlass genommen werden, professionelle Hilfe (zumindest im Sinne einer diagnostischen Abklärung) in Anspruch zu nehmen.

9 Der Umgang mit Jugendlichen mit selbstverletzendem Verhalten

Wie bereits beschrieben, kann die Konfrontation mit selbstverletzendem Verhalten zu Gefühlen von Überforderung, Wut, Trauer und Belastung führen. Falls die Jugendlichen sich Ihnen anvertrauen, ist dies womöglich ein erster wichtiger Schritt für eine Verhaltensänderung. Es kommt jedoch nicht selten vor, dass sich Jugendliche eher Gleichaltrigen als ihren Eltern anvertrauen. Jugendliche nehmen oft die angebotene Hilfe ihrer Eltern nicht an, da sie sich schämen und Angst vor Vorwürfen haben. Daher ist ein verständnisvoller, nicht von Vorwürfen begleiteter Zugang der Eltern zu ihrem Kind sehr wichtig.

Der folgende Kasten enthält einige Hinweise zum Umgang mit Jugendlichen, die sich selbst verletzen, die sich als hilfreich erwiesen haben.

Merke: Hinweise zum Umgang mit Jugendlichen, die selbstverletzendes Verhalten zeigen

- Bewahren Sie Ruhe und bleiben Sie möglichst unaufgeregt.
- Nehmen Sie sich Zeit.
- Sprechen Sie Ihr Kind direkt auf das selbstverletzende Verhalten an.
- Zeigen Sie eine respektvolle Neugierde, indem Sie sich beispielsweise danach erkundigen, warum Ihr Kind sich selbst verletzt und was die Auslöser für das selbstverletzende Verhalten sind, usw.
- Eigene Gefühle der Hilflosigkeit und Wut sind normal.
- Verstehen Sie selbstverletzendes Verhalten als ernstzunehmendes Signal und Zeichen innerer Qual.
- Zeigen Sie Verständnis, da die Betroffenen häufig nicht wissen, wie sie mit einer Belastung anders umgehen können und das Verhalten daher häufig dazu dient, eine Erleichterung von nichtauszuhaltenden Gefühlen herbeizuführen.
- Versuchen Sie Ihr Kind dazu zu motivieren, professionelle Hilfe aufzusuchen.
- Falls es Ihnen selbst nicht möglich ist, Ihr Kind direkt auf das selbstverletzende Verhalten anzusprechen, teilen Sie Ihre Beobachtungen einer Vertrauensperson mit.
- Ihre Grundhaltung sollte durch eine Akzeptanz der betroffenen Person und von einer gleichzeitigen Motivation zur Veränderung des Verhaltens geprägt sein.

10 Was können Eltern tun?

Aufgrund des Zusammenhangs von selbstverletzendem Verhalten und familiären Schwierigkeiten sowie der Tatsache, dass familiäre Konflikte häufig Auslöser für selbstverletzendes Verhalten darstellen, ist der Einbezug der Eltern in die Behandlung des selbstverletzenden Verhaltens wesentlich. Damit das selbstverletzende Verhalten nicht verstärkt wird, ist eine gute Kommunikation zwischen den Eltern und Jugendlichen sehr wichtig.

Die Kommunikation kann jedoch in Anbetracht der unangenehmen und intensiven Gefühle der Eltern beeinträchtigt sein, die diese haben können, wenn sie feststellen, dass ihr Kind sich selbst verletzt. Es ist von großer Bedeutung, die Gefühle der Eltern zu berücksichtigen, da diese die Kommunikation und den Umgang mit ihrem Kind stark beeinflussen können. Im folgenden Kasten finden sich Regeln, die Eltern bei der Kommunikation mit ihrem Kind berücksichtigen sollten.

Merke: Kommunikationsregeln

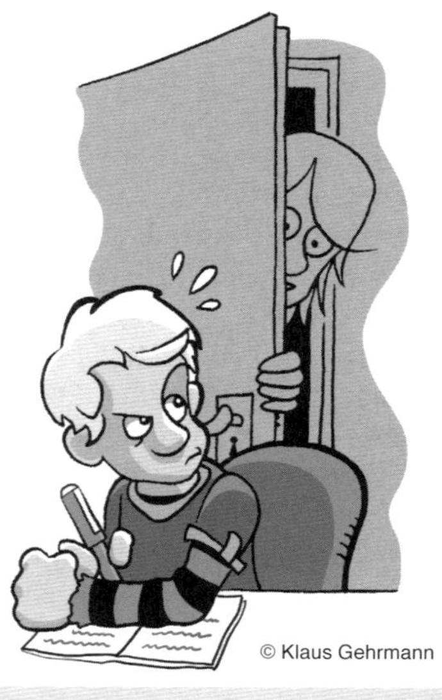

- Sprechen Sie das Thema Selbstverletzung ruhig, offen und so früh wie möglich an. Glauben Sie nicht, dass Ihr Kind aus diesem Verhalten „herauswächst" und dass das Verhalten von selbst aufhören wird.
- Versuchen Sie, mit Ihren Sorgen konstruktiv umzugehen, indem Sie Ihrem Kind dabei helfen, den Einfluss und die Folgen seiner selbstverletzenden Handlungen auf sich selbst und auf andere Personen zu verstehen.
- Es ist sehr wichtig, dass Sie die Gefühle Ihres Kindes ernst nehmen und wertschätzen. Dies bedeutet nicht, dass Sie das selbstverletzende Verhalten wertschätzen.

© Klaus Gehrmann

- Üben Sie keinen Druck auf Ihr Kind aus, wenn es nicht mit Ihnen sprechen will. Selbstverletzendes Verhalten ist ein sehr emotionales

Thema und das Verhalten selbst ist häufig ein Hinweis darauf, dass Ihr Kind Schwierigkeiten damit hat, Emotionen verbal auszudrücken.

- Nehmen Sie Rücksicht darauf, dass direkte Fragen zuerst meist als beängstigend und bedrängend erlebt werden, vor allem, wenn sie von einer Bezugsperson gestellt werden, an der dem Kind bzw. Jugendlichen etwas liegt.
- Vermeiden Sie Machtkämpfe, indem Sie z. B. alle Rasierklingen entsorgen oder den Körper Ihres Kindes absuchen. Sie können das Verhalten eines anderen Menschen nicht kontrollieren und es ist meistens nicht zielführend von einer geliebten Person zu verlangen, das selbstverletzende Verhalten zu beenden.
- Helfen Sie Ihrem Kind dabei, das Problem und die Notwendigkeit, sich helfen zu lassen, zu erkennen. Versuchen Sie nicht, das Problem ohne professionelle Hilfe in den Griff zu bekommen.
- Bestrafen Sie Ihr Kind nicht, setzen Sie kein Ultimatum und drohen Sie ihm nicht.

Zusätzlich zur Verbesserung der Kommunikation sollten Eltern ausführlich über selbstverletzendes Verhalten, dessen Funktionen und häufige Begleitumstände aufgeklärt werden. Entsprechende Informationen vermitteln beispielsweise die verschiedenen Kapitel in diesem Ratgeber.

Hilfreich ist auch, wenn Eltern eine unterstützende Rolle für ihre jugendlichen Kinder einnehmen können. Damit Eltern über die notwendige Kraft zur Unterstützung ihrer Kinder verfügen, ist es wichtig, dass Eltern sich auch um sich selbst kümmern, d. h. sie müssen ihre eigenen Gefühle (z. B. Hilflosigkeit, Schuldgefühle, Wut) ernst nehmen und sollten das Gespräch mit einer Vertrauensperson suchen. Viele Eltern können keine besonderen Auslöser für das selbstverletzende Verhalten ihrer Kinder erkennen und machen sich selbst oft Schuldvorwürfe. Die Verstrickung aus möglichen Schuldgefühlen der Eltern und die häufig anzutreffenden Probleme in der Kommunikation zwischen Kind und Eltern können die Gesamtproblematik noch weiter verschärfen, so dass es in zahlreichen Fällen zu empfehlen ist, professionelle Hilfe aufzusuchen. Auch können sich hinter gelegentlichem selbstverletzenden Verhalten andere psychische Probleme verbergen, die nur durch eine fachgerechte Diagnostik sichtbar werden. Durch die Kontaktaufnahme mit Fachleuten ist es möglich, weitere vorhandene Auffälligkeiten professionell zu behandeln.

11 Der Umgang mit Nachahmungsgefahr

Kommt es zu Selbstverletzungen in einer Schule, sind teilweise „Ansteckungseffekte" zu beobachten. Dies kann dadurch erklärt werden, dass ein offen gezeigtes selbstverletzendes Verhalten einen hohen Aufforderungscharakter (im Sinne der Provokation von Erwachsenen) besitzt, sich im Kreis der Schüler schnell rumspricht und so einen verstärkenden Effekt haben kann. Um die Ausbreitung von selbstverletzendem Verhalten innerhalb einer Schule zu begrenzen, ist es empfehlenswert, nur mit dem betroffenen Schüler bzw. der betroffenen Schülerin direkt zu arbeiten und keine Schulinterventionen für die ganze Schule (z. B. Informationsveranstaltung) zu initiieren. Betroffene sollten vielmehr auf die „Ansteckungsgefahr" hingewiesen und die Kommunikation über selbstverletzendes Verhalten sollte zwischen den Schülern möglichst eingeschränkt werden. Um Nachahmungsverhalten zu verhindern, sollte auch darauf geachtet werden, dass Betroffene ihre Narben verdecken. Schülerinnen und Schüler, die sich akut selbst verletzt haben, sollten an einen Arzt überwiesen werden.

Sollte es in einer Schule zu einer Ausbreitung („Epidemie") selbstverletzenden Verhaltens kommen, sollte umgehend das Gespräch mit allen betroffenen Schülern gesucht werden. Diese sollten auf die „Ansteckungsgefahr" ihres Verhaltens hingewiesen werden. Auch ist eine enge Zusammenarbeit mit dem Beratungslehrer und/oder dem schulpsychologischen Dienst empfehlenswert. Als hilfreich hat es sich auch erwiesen, schulintern im Rahmen eines Schulprotokolls zu regeln, wie mit selbstverletzendem Verhalten bei Schülern umgegangen werden soll (siehe hierzu auch Kapitel 12). Kommt es zu Selbstverletzungen an der Schule, kann auf das Schulprotokoll und die darin festgelegten Regeln zurückgegriffen werden.

Merke: Regeln für den Umgang mit selbstverletzendem Verhalten im Schulkontext

- Narben oder offene Wunden sollten in der Schule nicht offen gezeigt werden. Es sollte auf entsprechende Kleidung geachtet werden.
- Schülerinnen und Schüler, die (auch nur oberflächlich) bluten, sollen den Unterricht verlassen.
- Mit Schülerinnen und Schülern, die sich selbst verletzen und die den Unterricht besuchen, kann die Verwendung von sogenannten „EXIT"-Karten vereinbart werden. Diese erlauben eine kurze Auszeit außer-

halb des Klassenzimmers, wenn negative Gefühle zu einem bestimmten Zeitpunkt nicht mehr erträglich sein sollten. „EXIT"-Karten dürfen nur dann eingesetzt werden, wenn der Schüler/die Schülerin dazu fähig ist, seine/ihre Emotionen selbstständig außerhalb des Klassenzimmers zu regulieren und wenn keine suizidale Gefährdung besteht.

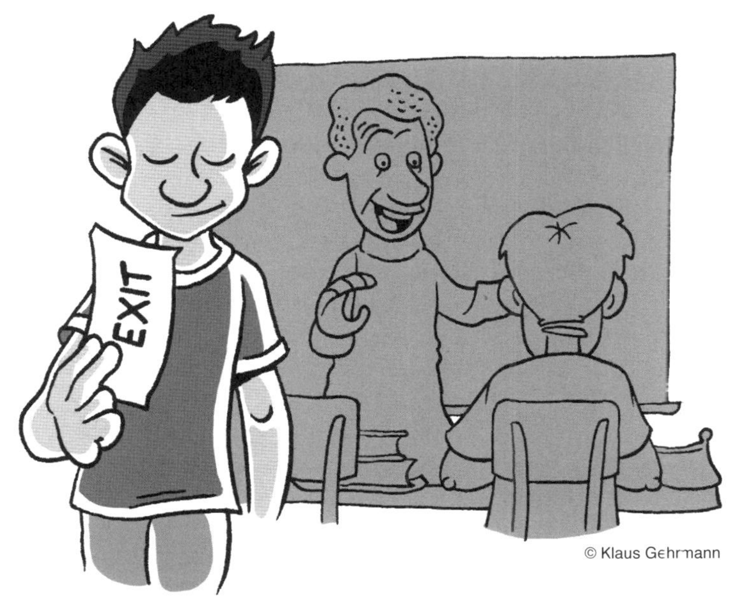

- Es sollte darauf geachtet werden, dass innerhalb der Gleichaltrigen-Gruppe möglichst wenig über selbstverletzendes Verhalten kommuniziert wird.
- Schülerinnen und Schüler, die sich selbst verletzen, sollen darauf aufmerksam gemacht werden, dass Gespräche über ihr selbstverletzendes Verhalten andere Mitschüler dazu anregen kann, sich ebenfalls selbst zu verletzen.

12 Was können Lehrer tun?

Oft sind es Lehrer, die die ersten Anzeichen von selbstverletzendem Verhalten bei einer ihrer Schülerinnen bzw. bei einem ihrer Schüler wahrnehmen und die Tür für das Annehmen weiterer Hilfestellungen bei den Betroffenen öffnen können, indem sie die Schülerin bzw. den Schüler darauf ansprechen (siehe Tabelle 2). Der Umgang mit selbstverletzendem Verhalten in Schulen sollte am besten im Rahmen eines Schulprotokolls geregelt werden (siehe Merkkasten S. 30).

In einem solchen Schulprotokoll sollte festgehalten sein, in welchen Fällen ein Lehrer selbstverletzendes Verhalten an wen (z. B. Vertrauenslehrer) melden soll. Darüber hinaus sollte geregelt sein, wie die Einbeziehung der Eltern erfolgen soll. Wenn ein Lehrer an die zentrale Ansprechperson in der Schule (z. B. Vertrauenslehrer) eine Meldung über selbstverletzendes Verhalten weitergibt, dann sollte durch den Vertrauenslehrer auch ein Feedback erfolgen, so dass der „überweisende" Lehrer weiß, dass ein Kontakt zum betroffenen Schüler bzw. zur betroffenen Schülerin aufgenommen wurde.

Anschließend muss eine Risikoabschätzung vorgenommen werden:

- Wenn lediglich oberflächliche Selbstverletzungen vorliegen, keine Suizidgefährdung gegeben ist oder keine begleitenden psychischen Erkrankungen vorhanden sind, ist es in der Regel ausreichend, wenn der betroffene Schüler bzw. die Schülerin beraten wird und wiederholte Gesprächskontakte stattfinden.
- Bei einer unklaren Situation, sich häufig wiederholenden selbstverletzenden Verhaltensweisen oder bei einer Suizidgefährdung muss Kontakt zu den Sorgeberechtigten aufgenommen werden. Es sollten Vorschläge für weiterführende Hilfsangebote gemacht werden.
- Bei Verdacht auf das Vorliegen einer akuten Suizidgefährdung muss die betroffene Schülerin bzw. der Schüler sofort psychiatrisch durch einen Facharzt für Kinder- und Jugendpsychiatrie bzw. in einer kinder- und jugendpsychiatrischen Klinik versorgt werden.

Tabelle 2:
Empfehlungen zum Umgang mit Schülern mit selbstverletzendem Verhalten

Hilfreich	Wenig hilfreich
– Dem Schüler/der Schülerin ruhig und mitfühlend begegnen. – Dem Schüler/der Schülerin vermitteln, dass er/sie als Person akzeptiert wird, auch wenn sein/ihr Verhalten nicht akzeptiert wird. – Dem Schüler/der Schülerin mitteilen, dass es Menschen gibt, die sich Gedanken über ihn/sie machen. – Sich bewusst machen, dass selbstverletzendes Verhalten ein Weg sein kann, mit seelischem Schmerz umzugehen. – Die Worte des Schülers/der Schülerin für selbstverletzendes Verhalten verwenden (in seiner/ihrer „Sprache“ kommunizieren). – Vermitteln, dass man bereit ist, zuzuhören. – Nicht urteilen! – Unterstützung bei der Suche nach weiterführenden Hilfen anbieten.	– In übertriebenen Aktionismus verfallen (z. B. sofort die Eltern oder den Notarzt anrufen). – Panik, Schock oder Ablehnung zeigen. – Ein Ultimatum stellen oder Drohungen aussprechen. – Exzessives Interesse zeigen (Vorsicht! Verstärkung). – Dem Schüler/der Schülerin erlauben, sich detailliert mit anderen Schülern über selbstverletzendes Verhalten auszutauschen. – Über selbstverletzendes Verhalten eines Schülers/einer Schülerin vor anderen oder in der Klasse sprechen. – Dem Schüler/der Schülerin versichern, dass man unter keinen Umständen mit anderen über sein/ihr Verhalten sprechen wird (Vorsicht! Problem der Güterabwägung und Bruch der „Schweigepflicht“ bei Suizidgefährdung).

Insgesamt kann festgehalten werden, dass Lehrer sensibel und wachsam für psychische Probleme sein sollten, ein angenehmes und kooperatives Klassenklima fördern und Mobbing-Verhalten konsequent angehen sollten.

13 Zusammenarbeit mit der Jugendhilfe und Sozialarbeit

Der Alltag von Jugendlichen mit selbstverletzenden Verhaltensweisen ist oftmals durch Konflikte und Probleme in verschiedensten Lebensbereichen, wie z. B. der Familie, der Schule oder der Gleichaltrigengruppe, gekennzeichnet.

Einige der bereits beschriebenen Maßnahmen zur Vermeidung bzw. zum Abbau selbstverletzender Verhaltensweisen bei Kindern und Jugendlichen setzen primär bei den Eltern an. Folglich hängt ihr Gelingen davon ab, ob die Eltern und der Jugendliche einverstanden sind, die Hinweise umzusetzen. Zudem ist es wichtig, dass sowohl die Eltern als auch die Jugendlichen in ausreichendem Maße über die notwendigen Ressourcen und Fähigkeiten zur Umsetzung von Veränderungen verfügen. Nicht selten muss daher aufgrund von mangelndem Kooperationswillen, geringen eigenen Ressourcen im Familiensystem oder aufgrund besonders ausgeprägter innerfamiliärer Schwierigkeiten eine Beteiligung der Jugendhilfe am therapeutischen Gesamtprozess erwogen werden. Die Mitwirkung der Jugendhilfe umfasst ein breites Spektrum von ambulanten bis hin zu stationären Maßnahmen.

Ambulante Jugendhilfemaßnahmen

Im Rahmen von ambulanten Jugendhilfemaßnahmen werden je nach Bedarf der Jugendliche allein, die Eltern oder die ganze Familie betreut. Hierzu gehört beispielsweise auch die Erziehungsberatung, bei der Psychologen und Sozialarbeiter in einer Beratungsstelle eine kostenlose Unterstützung der Familie oder einzelner Familienmitglieder anbieten. Eine intensivere ambulante Maßnahme ist die sozialpädagogische Familienhilfe oder intensive Außenbegleitung. In diesem Fall stehen ein oder zwei Erzieher im engen Kontakt zur Familie und arbeiten mit den Eltern und der Familie als Ganzes. Die Intensität der Begleitung richtet sich nach dem Bedarf (mehrmals pro Woche, einmal pro Woche, alle zwei Wochen, etc.) und letztendlich auch nach den verfügbaren Ressourcen, die in einer bestimmten Region vorhanden sind. Eine weitere Möglichkeit der ambulanten Jugendhilfe ist die Einzelbetreuung eines Jugendlichen durch einen sogenannten Erziehungsbeistand. Dabei steht die pädagogische Arbeit mit dem Jugendlichen selbst im Vordergrund, nicht die Arbeit mit den Eltern oder der gesamten Familie. Bei ambulanten Jugendhilfemaßnahmen wohnt der Jugendliche in der Regel noch bei seiner Familie, in Einzelfällen jedoch bereits allein.

Stationäre Jugendhilfemaßnahmen

Sind ambulante oder teilstationäre (etwa Tagesgruppen) Jugendhilfemaßnahmen aufgrund der Schwere des selbstverletzenden Verhaltens oder der psychischen Erkrankung des Jugendlichen nicht ausreichend oder erscheint das Herausnehmen des Jugendlichen aus den ungünstigen Familienverhältnissen unerlässlich, ist eine außerfamiliäre, stationäre Jugendhilfemaßnahme einzuleiten. Die Jugendlichen werden in sogenannten stationären Jugendhilfeeinrichtungen (Heimen), Pflegefamilien oder, bei Jugendlichen mit höherer Eigenständigkeit, in betreuten (Außen-)Wohngruppen untergebracht. Dabei ist zu beachten, dass die Intensität der pädagogischen und therapeutischen Betreuung deutlich zwischen den stationären Jugendhilfeeinrichtungen variiert. Für betroffene Jugendliche mit selbstverletzendem Verhalten muss folglich eine sorgfältige, an den individuellen Bedürfnissen ausgerichtete Auswahl der Jugendhilfeeinrichtung erfolgen. Die Sozialarbeiter der ortsansässigen Kliniken haben in der Regel Erfahrungen mit vielen Einrichtungen und deren Umgang mit den psychischen Erkrankungen der Jugendlichen und können einen wichtigen Beitrag bei der Suche nach einer geeigneten Einrichtung leisten. Für Jugendliche mit selbstverletzendem Verhalten eignen sich insbesondere solche Einrichtungen, die neben einer intensiven sozialpädagogischen Betreuung auch therapeutische Hilfe anbieten. Inzwischen arbeiten sogar einige Einrichtungen bereits mit einzelnen Elementen der DBT-A (z. B. Fertigkeitentraining). Solche Einrichtungen sind für Jugendliche mit selbstverletzendem Verhalten sehr zu empfehlen (siehe Kapitel 7).

Wichtig ist, dass Betreuer in Einrichtungen der stationären Jugendhilfe über ausreichende Informationen zur Symptomatik selbstverletzender Verhaltensweisen verfügen. Eine wichtige Grundregel im Umgang mit betroffenen Jugendlichen ist, dass nach selbstverletzendem Verhalten eine positive Zuwendung verhindert werden soll. Stattdessen sollen durch das Betreuungspersonal alternative Bewältigungs-(„Coping-“)Strategien durch positive Zuwendung gefördert werden, z. B. in Situationen, in denen Jugendliche nach Unterstützung suchen, weil sich ein Druck, sich selbst zu verletzen einstellt, sie diesem Druck aber nicht nachgeben wollen.

14 Was können Freunde und Peers tun?

Was kannst du als Freund oder Freundin tun, wenn du merkst, dass sich dein Freund bzw. deine Freundin selbst verletzt oder dir ein Freund/eine Freundin erzählt, dass er/sie sich selbst verletzt?

Wenn du denkst, dass sich dein Freund/deine Freundin selbst verletzt, sprich ihn/sie darauf an, biete deine Hilfe an und zeige ihm/ihr, dass du dir Sorgen um ihn/sie machst. In den meisten Fällen wird dein Freund/deine Freundin darüber erleichtert sein, offen über seine/ihre Gefühle und Gedanken sprechen zu können und sich freuen, dass du ihm/ihr zuhörst.

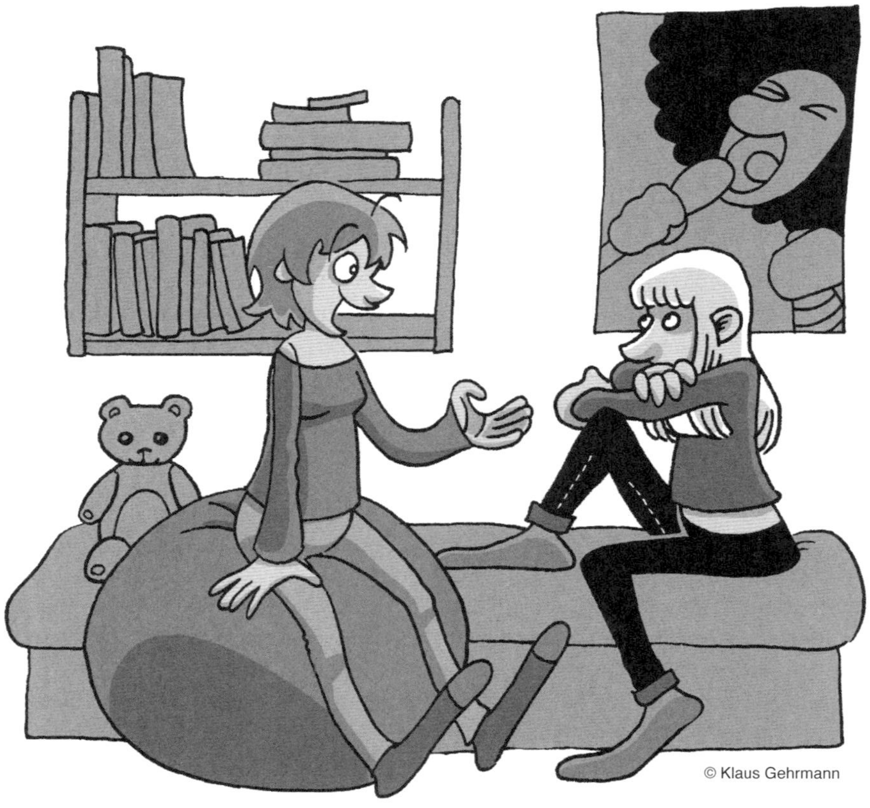

Merke:

Du bringst niemanden auf die Idee, sich zu verletzen, wenn du ihn darauf ansprichst! Es ist wichtig, dass du deine eigenen Gefühle wahrnimmst und ernst nimmst.

Viele Jugendliche fühlen sich in einer solchen Situation überfordert und verunsichert. Das ist gut nachzuvollziehen. Im Umgang mit Freunden, die sich selbst verletzen, ist es sicherlich am besten, frühzeitig Hilfe in Anspruch zu nehmen. Tue dies auch dann, wenn dich dein Freund/deine Freundin gebeten hat, sein/ihr Problem nicht weiter zu erzählen. Wenn sich dein Freund/deine Freundin wiederholt selbst verletzt, ist davon auszugehen, dass er/sie Hilfe benötigt. Hilfe zu holen, ist daher kein Vertrauensbruch, sondern zeigt, dass du dich wirklich sorgst und dich um deinen Freund/deine Freundin bemühst. Was du nicht tun solltest, ist, deinen Freund/deine Freundin unter Druck zu setzen oder ihm/ihr Schuldgefühle wegen selbstverletzender Handlungen zu machen. Für einige Jugendliche ist es hilfreich und erleichternd, wenn du sie zum ersten Termin beim Vertrauenslehrer, Psychiater oder Psychotherapeuten begleitest. Dies zeigt deinem Freund/deiner Freundin, dass du dich um ihn/sie kümmerst, seine/ihre Probleme ernst nimmst, du aber das Problem nicht allein lösen kannst.

15 Wie können sich Jugendliche mit selbstverletzendem Verhalten selbst helfen?

Als Jugendliche/r, die/der sich selbst verletzt, kannst du dir natürlich auch selbst helfen, indem du z. B. mit deinen Eltern, Lehrern oder anderen Vertrauenspersonen über selbstverletzendes Verhalten sprichst. Du kannst selbst professionelle Hilfe in Anspruch nehmen oder gemeinsam mit deinen Eltern. Viele Jugendliche mit selbstverletzendem Verhalten denken, dass es nur noch mehr Probleme bereitet, nach Hilfe zu suchen und schämen sich, ihre Probleme gegenüber den Eltern oder Vertrauenspersonen zu berichten. Viele haben Angst, dann als „psychisch krank" zu gelten und vermeiden es lieber, Hilfe zu suchen.

Viele Jugendliche unterschätzen, wie hilfreich es sein kann, sich einer anderen Person anzuvertrauen. Dieser erste Schritt wird von Jugendlichen häufig als große Entlastung wahrgenommen. Wenn du Hilfe brauchst, suche dir eine Person, der du vertrauen kannst (z. B. Freunde, Familie, Lehrer, Schulpsychologe, Arzt, Psychiater, Psychotherapeut). Entsprechende Kontaktadressen und Hinweise zu hilfreichen Webseiten findest du im Anhang des Ratgebers (siehe Seite 43 ff.).

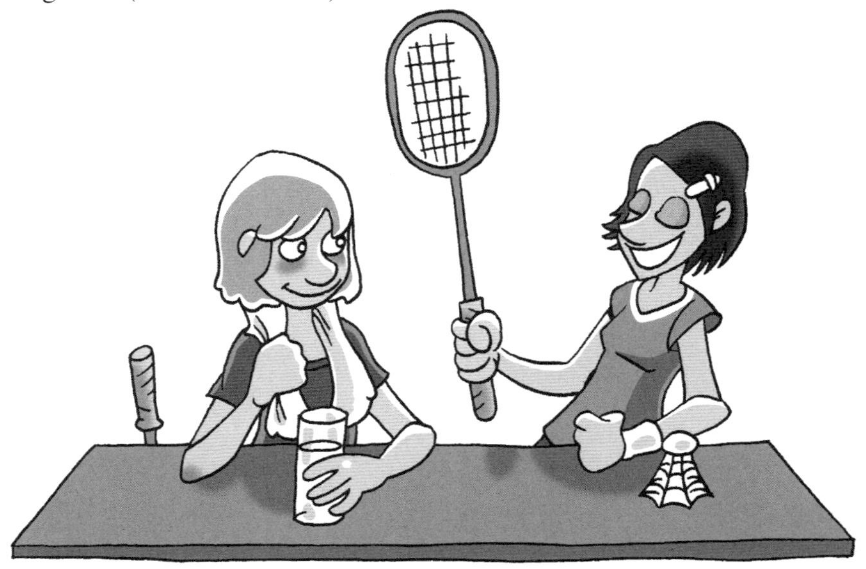

Im Alltag können auch Kleinigkeiten, wie z. B. genügend Schlaf, ausgewogenes Essen und körperliche Bewegung, dabei helfen, dem Aufbau von Stress und der Entwicklung negativer Gefühle vorzubeugen (siehe Tabelle 3). Probiere aus, was dir gut tut, und tue dies dann häufiger!

Tabelle 3:
Positive Verhaltensweisen und Wege, mit negativen Gefühlen und Gedanken umzugehen

Positive Verhaltensweisen	Umgang mit negativen Gefühlen (z. B. Traurigkeit oder Ärger)
– Treibe Sport, bewege dich körperlich (gehe z. B. joggen oder tanze). – Spreche positiv mit dir, mache dir selbst Mut. – Halte Kontakt mit deinen Freunden. – Schlafe genügend. – Esse regelmäßig und ausgewogen. – Bitte andere um Hilfe. – Vermeide Drogen und Alkohol.	– Denke optimistisch. – Traue dir selbst etwas zu. – Sei nicht zu streng mit dir selbst. – Traue dich, Hilfe anzunehmen.

Im Anhang (siehe Seite 49) findest du eine Vorlage für ein Tagebuch. In diesem Tagebuch kannst du festhalten, welche Gedanken und Tätigkeiten einen Einfluss auf deine Stimmung und das selbstverletzende Verhalten haben. Diese Informationen können dazu dienen, frühzeitig Anzeichen von Anspannung wahrzunehmen, um dann zu versuchen, diese Gedanken, Tätigkeiten oder Situationen zu verändern.

Dieses Tagebuch kannst du anwenden, um herauszufinden, wann du dich selbst verletzt und wann nicht, oder wenn du nur ansatzweise weißt, welche Gedanken oder Situationen bei dir den Drang und die Handlung zu selbstverletzenden Verhaltensweisen auslösen. Du wirst möglicherweise auch erkennen, welche Situationen oder Gedanken dir gut tun und nicht zu selbstverletzendem Verhalten führen.

Zu Beginn ist es sicherlich sinnvoll, wenn du die Vorlage mehrmals täglich ausfüllst, so dass du bald mögliche Zusammenhänge zwischen Gedanken, Situationen und selbstverletzendem Verhalten erkennen kannst. Selbstverständlich gibt es keine richtigen oder falschen Antworten, daher gibt es auch keine Auswertung. Nachdem du dir einige Zeit Notizen gemacht hast, wirst du erkennen, zu welchen Zeiten du dich häufig selbst verletzt und ob es Gedanken oder Situationen gibt, die immer wieder dazu führen, dass du selbstverletzende Verhaltensweisen durchführst.

16 Wie finden Sie die richtige Hilfe?

Wenn Sie Anzeichen von Selbstverletzungen bei einem Jugendlichen bemerken, sollten Sie in jedem Fall das Verhalten direkt ansprechen. Um den Schweregrad der Verletzungen zu beurteilen und das Verhalten einschätzen zu lassen, sollte professionelle Hilfe in Anspruch genommen werden. Spezialisten für die Diagnostik und Behandlung psychischer Probleme bei Kindern und Jugendlichen sind Psychotherapeuten, Kinder- und Jugendlichenpsychotherapeuten sowie Kinder- und Jugendpsychiater:

- *Ärztliche Psychotherapeuten, Fachärzte für Kinder- und Jugendpsychiatrie und -psychotherapie.* Sie haben zunächst Medizin studiert und eine mehrjährige Weiterbildung für die Behandlung psychischer Störungen abgeschlossen. Sie können Psychotherapien durchführen und Medikamente verordnen.
- *Kinder- und Jugendlichenpsychotherapeuten.* Sie haben zunächst Psychologie oder Pädagogik studiert und danach eine mehrjährige psychotherapeutische Ausbildung mit dem Schwerpunkt auf der Behandlung von Kindern und Jugendlichen abgeschlossen. Sie können Kinder und Jugendliche bis zum Alter von 21 Jahren und deren Familien psychotherapeutisch behandeln.
- *Psychologische Psychotherapeuten.* Sie haben zunächst Psychologie studiert und dann eine mehrjährige psychotherapeutische Ausbildung mit Schwerpunkt auf der Behandlung Erwachsener abgeschlossen. Mit einer Zusatzausbildung können sie neben Erwachsenen auch Kinder und Jugendliche behandeln.

Für Ihren Wohnort bzw. Ihre Region finden Sie Psychotherapeuten im Arzt-/Psychotherapeutenregister der für Ihre Region zuständigen Kassenärztlichen Vereinigung (KV). Neben niedergelassenen Psychotherapeuten in eigener Praxis gibt es auch psychotherapeutische sowie kinder- und jugendpsychiatrische Ambulanzen. Hierzu gehören Ambulanzen an Ausbildungsinstituten für Psychotherapeuten, Ambulanzen an Hochschulen, die häufig an ein Institut für Psychologie der Universität angegliedert sind und Ambulanzen, die zu einer kinder- und jugendpsychiatrischen Klinik gehören. Im Anhang (siehe Seite 43 ff.) finden Sie Hinweise zu hilfreichen Kontaktadressen und Webseiten.

Wie läuft die Behandlung ab?

Liegt eine akute Selbstverletzung vor, muss zunächst der Schweregrad der Selbstverletzungen geklärt werden, die Wunden müssen gegebenenfalls versorgt und der Impfstatus abgeklärt werden. Zudem muss die Suizidgefährdung eingeschätzt werden.

In den weiteren Gesprächen mit dem Psychotherapeuten oder Psychiater werden viele Fragen zum Verhalten des Jugendlichen gestellt (z. B. Wie häufig verletzt sich der Jugendliche? An welchen Körperstellen? In welchem Alter wurde mit den Selbstverletzungen begonnen? Wie stark sind die Schmerzen? Werden Internetforen zum Thema „selbstverletzendes Verhalten“ besucht? usw.). Häufig regt der Therapeut an, eine Art Tagebuch zu führen, um das selbstverletzende Verhalten über einige Zeit hinweg genauer zu beobachten. Ziel ist es, herauszuarbeiten, welche Gedanken, Gefühle oder Situationen dazu führen können, dass der Jugendliche sich selbst verletzt bzw. welche Gedanken, Gefühle oder Situationen das Verhalten aufrechterhalten.

Beispielsweise berichten viele Jugendliche, dass Konflikte mit der Familie das selbstverletzende Verhalten auslösen und dass dann Gefühle, wie z. B. Enttäuschung, Wut und Schuld, das Verhalten weiter aufrechterhalten. Neben dem Führen eines Tagebuches fordert der Therapeut die Jugendlichen häufig auch dazu auf, weitere Fragebögen auszufüllen, um so mögliche Schwierigkeiten in anderen Bereichen (z. B. Ängste) identifizieren zu können.

Für die weitere Behandlung ist es auch von großer Bedeutung, dass klare Regeln bezüglich des Umgangs mit Suizidalität, Selbstverletzungen und Störungen der therapeutischen Rahmenbedingungen in Form eines Therapievertrages festgehalten werden. Zudem werden häufig auch „Krisenpläne“ erarbeitet, in denen festgelegt wird, welche genauen Abläufe und Handlungsschritte eingeleitet werden sollen, wenn vorher festgelegte Rahmenbedingungen (z. B. keinen Suizidversuch zu unternehmen) durch den Jugendlichen nicht mehr eingehalten werden können.

Anhang

Zitierte und weiterführende Literatur

Döpfner, M. & Petermann, F. (2008). *Ratgeber Psychische Auffälligkeiten bei Kindern und Jugendlichen – Informationen für Betroffene, Eltern, Lehrer und Erzieher* (2., akt. Aufl.). Göttingen: Hogrefe.

Grob, A. & Jaschinski, U. (2003). *Erwachsen werden. Entwicklungspsychologie des Jugendalters*. Weinheim: Beltz.

In-Albon, T., Plener, P.L., Brunner, R. & Kaess, M. (2015). *Selbstverletzendes Verhalten* (Leitfaden Kinder- und Jugendpsychotherapie). Göttingen: Hogrefe. http://doi.org/10.1026/02571-000

In-Albon, T. & Schmid, M. (2012). Selbstverletzendes Verhalten im Kindes- und Jugendalter. In G. Meinlschmidt, S. Schneider & J. Margraf (Hrsg.), *Lehrbuch der Verhaltenstherapie. Materialien für die Psychotherapie* (Bd. 4, S. 769–782). Berlin: Springer.

Kaess, M. (2012). *Selbstverletzendes Verhalten im Jugendalter.* Weinheim: Beltz.

Kettlewell, C. (1999). *Skin Game: A Memoir.* New York: St. Martin's Griffin.

Petermann, F. & Winkel, S. (2009). *Selbstverletzendes Verhalten: Erscheinungsformen, Ursachen und Interventionsmöglichkeiten* (2., erw. Aufl.). Göttingen: Hogrefe.

Hilfreiche Internetquellen für Betroffene und Angehörige

- *www.rotetraenen.de*
  Selbsthilfe-Community zum Thema selbstverletzendes Verhalten. Diese Seite gibt Betroffenen die Möglichkeit, sich auszutauschen. Angehörige und Freunde erhalten Hinweise zur Störung. Die Seite hat Foren-Regeln und Löschkriterien (z.B. kein Bezug zur Selbsthilfe, keine Äußerung von Suizidgedanken, keine genaue Beschreibung von selbstverletzenden Verhaltensweisen).
- *www.rotelinien.de*
  Kontakt- und Informationsforum für Angehörige. Die Seite richtet sich zum Zweck der gegenseitigen Hilfe an Familienmitglieder, Partner und Freunde von Menschen mit selbstverletzendem Verhalten.
- *www.junoma.de*
  Jugendnotmail – anonyme und kostenlose Onlineberatung. Via E-Mail werden Kinder und Jugendliche bis 21 Jahre durch ehrenamtliche Psychologen und Sozialpädagogen beraten.
- *www.projekt-4s.de*
  Diese Seite bietet Informationen für Lehrkräfte, Eltern und Jugendliche und wird von Kinder- und Jugendpsychiatern und -psychotherapeuten betrieben.

- *www.selfinjury.bctr.cornell.edu*
  Cornell Research Program on self-injury (die Seite enthält Merkblätter – auch auf Deutsch – zum Herunterladen, z. B. zu folgenden Themen: Strategien zum Umgang mit Stress. Wie kann ich einem Freund/einer Freundin helfen, die/der sich selbst verletzt? Informationen für Eltern).

Hilfreiche Adressen für Betroffene und Angehörige

Angebote in Deutschland

Hilfsangebote im Internet:

- *www.mindmatters-schule.de*
  Programm zur Förderung der psychischen Gesundheit an Schulen.
- *www.deine-staerken.org*
  Das Jugendmagazin für Eltern und Jugendliche. Verschiedene Beiträge zu Gesundheit, Lifestyle, Reise etc.
- *www.familienhandbuch.de*
  Familienhandbuch des Staatsinstituts für Frühpädagogik. Beiträge von Fachleuten decken das ganze Spektrum des Familienlebens ab.
- *www.irrsinnig-menschlich.de*
  Irrsinnig Menschlich: Gemeinnütziger Verein und Träger der freien Jugendhilfe. Menschen, die Krisen schon einmal erfahren und bewältigt haben, gehen in Schulklassen und sprechen mit Schülern über seelische Gesundheit.
- *www.buendnis-depression.de*
  Deutsches Bündnis gegen Depression e. V. hat das Ziel, die gesundheitliche Situation von Menschen mit Depression zu verbessern, das Wissen über die Krankheit zu erweitern und Suiziden vorzubeugen.
- *www.deutsche-depressionshilfe.de*
  Stiftung Deutsche Depressionshilfe. Nachfolge des Kompetenznetzes Depression und Suizidalität. Die Stiftung setzt sich für die Erforschung von Depressionen, die Unterstützung von Betroffenen sowie für die Informationsvermittlung und Wissensweitergabe ein.
- *www.klapse.de*
  Schülerzeitung der Kinder und Jugendlichen, die in die Schule für Kranke der Kinder- und Jugendpsychiatrie der Rheinischen Landes- und Hochschulklinik in Düsseldorf gehen. In der Zeitung gibt es Beiträge über das

Leben und die Krankheiten der Kinder und Jugendlichen, die ihrem Umfeld verdeutlichen sollen, was psychisch Kranke können.

- *www.frnd.de*
  Freunde fürs Leben (Suizidprävention, Aufklärung, Hilfe).
- *www.u25-freiburg.de, www.u25-berlin.de, www.u25-dresden.de, www.u25-gelsenkirchen.de, www.u25-hamburg.de*
  Infos und Online-Beratung für junge Menschen unter 25 Jahren in Krisen und bei Suizidgefahr.
- *www.suizidpraevention-deutschland.de*
  Nationales Suizidpräventionsprogramm. Informationen zu Suizidalität und Suizidprävention.
- *www.neuhland.net*
  Krisenhilfe für Kinder, Jugendliche und junge Erwachsene (Schwerpunkt Suizidprävention).
- *www.youth-life-line.de*
  Youth-Life-Line „Deine Rettungsleine". Ein Online-Unterstützungsangebot von Jugendlichen für Jugendliche in akuten Krisen und bei Suizidgefährdung.
- *www.nethelp4you.de*
  Jugendliche beraten Jugendliche. Ein Online-Angebot des evangelischen Jugendpfarramts Stuttgart.
- *www.die-arche.de*
  Suizidprävention und Hilfe in Lebenskrisen e.V. Beratungsstelle für Erwachsene und Jugendliche. Beratung auch von Menschen aus dem Umfeld einer suizidgefährdeten Person, sowie Menschen, die in ihrem Umfeld von einem Suizid betroffen sind.
- *www.ak-leben.de*
  Arbeitskreis Leben – Hilfe in Lebenskrisen und bei Selbsttötungsgefahr. Beratungsstellen zur Suizidprävention.

Telefonische Hilfsangebote:

- *Telefonseelsorge* (auch Suizidprävention):
  0800 – 111 0 111
  0800 – 111 0 222
  0800 – 111 0 333 (für Kinder/Jugendliche)
  E-Mail: unter www.telefonseelsorge.de (anonym, kostenfrei, rund um die Uhr)

- *Nummer gegen Kummer:*
  Kinder- und Jugendtelefon: 116 111
  Elterntelefon: 0800 – 111 0 550
  Internet: http://www.nummergegenkummer.de (anonym, kostenlos)

Hilfreiche Einrichtungen:

- Sozialpsychiatrische Dienste/Psychosoziale Krisendienste
- Ärzte, Krankenhäuser und psychiatrische Kliniken
- Informationen über Selbsthilfegruppen erhält man über die Nationale Kontakt- und Informationsstelle zur Anregung und Unterstützung von Selbsthilfegruppen (NAKOS) unter der Rufnummer: 030 – 8 914 019.
- Kirchliche Beratungs- und Seelsorgezentren
- Kinder- und Jugendnotdienste, Jugendhilfeeinrichtungen
- Caritas, Diakonie
- Erziehungs- und Familienberatungsstellen

Angebote in der Schweiz

Hilfsangebote im Internet:

- *www.gesunde-schulen.ch/MindMatters*
  Programm zur Förderung der psychischen Gesundheit an Schulen.
- *www.elterntraining.ch*
  Online-Elterntraining zur Verbesserung des Umgangs mit Stress.
- *www.feel-ok.ch*
  feel-ok.ch – Damit du dich wohl fühlst! Informationen, Handlungsmöglichkeiten für Jugendliche, Lehrpersonen und Multiplikatoren. Internetportal für Jugendliche zwischen 12 und 18 Jahren zur Förderung ihrer Gesundheitskompetenz und Vorbeugung des Suchtmittelkonsums. Didaktische Unterlagen für Lehrpersonen.
- *www.tschau.ch*
  Internet-Beratung und Jugendinformation zu verschiedenen Themen.
- *www.ipsilon.ch*
  Initiative zur Prävention von Suizid.

- *www.fssz.ch*
  Forum für Suizidprävention und Suizidforschung Zürich. Broschüren für Jugendliche, Lehrpersonen und Begleitpersonen, die ein Kind begleiten, das einen Suizid in der Familie zu beklagen hat.

Telefonische Hilfsangebote:

- *Die Dargebotene Hand (Pro Juventute):*
  Telefon: 147 (auch via SMS, Chat oder E-Mail)
  www.147.ch (anonym, gratis, jederzeit)
- *Sorgentelefon für Kinder:*
  Beratung für Kinder, Jugendliche, Eltern, Schule, Lehrpersonen
  0800 – 55 42 10
  www.sorgentelefon.ch

Hilfreiche Einrichtungen:

- Kinder- und Jugendpsychiatrische Kliniken (Basel, Bern, Zürich, Chur, Littenheid, Königsfelden, Solothurn usw.)

Angebote in Österreich

Hilfsangebote im Internet:

- *http://rataufdraht.orf.at/*
  Rat auf Draht. Notruf für Kinder, Jugendliche und deren Bezugspersonen (rund um die Uhr, kostenlos, anonym).
- *http://www.mona-net.at/helpdesk/*
  Mona-net.at. Beratung für Mädchen.
- *http://www.telefonseelsorge.at*
  Telefonseelsorge. 142 (vertraulich, kostenlos, rund um die Uhr). Auch Online-Beratung.
- *www.talkbox.at*
  Psychologische Online-Beratung für Kinder, Jugendliche und Familien zu verschiedenen Themen.

- *http://www.psd-wien.at/psd/52.html*
  Psychosozialer Dienst Wien. Telefonisch jederzeit erreichbar. Rasche Hilfe im Krisenfall und Einleitung weiterführender Hilfsmaßnahmen.
- *www.hilfe-in-der-krise.at*
  Institut für Suizidprävention. Informationen zum Thema Suizidalität und Angabe verschiedener Notrufnummern.
- *www.buendnis-depression.at*
  Österreichisches Bündnis gegen Depression. Mit dem Ziel, die gesundheitliche Situation von Menschen mit Depression zu verbessern und das Wissen über die Erkrankung in der Bevölkerung zu erweitern.
- *www.hpe.at*
  Hilfe für Angehörige psychisch Erkrankter, z. B. Selbsthilfe, Beratung, Online-Angebote.

Telefonische Hilfsangebote:

- *Sozialpsychiatrischer Notdienst der PSD* (bei akuten Krisen):
  01 – 31 330
- *Notrufnummer für Kinder und Jugendliche*:
  147

Hilfreiche Einrichtungen:

- Sozialpsychiatrische Dienste/Psychosoziale Krisendienste
- Ärzte, Krankenhäuser und psychiatrische Kliniken
- Psychologische Beratungsstellen

Tagebuch – Wochenprotokoll[1]

Tag/Uhrzeit		Kurze Beschreibung der Tätigkeit bzw. Situation	Welche Gedanken habe ich?	Wie ist meine allgemeine Stimmung? Von 0 (= schlecht) bis 10 (= sehr gut)	Wie stark ist der Drang, mich selbst zu verletzen? Von 0 (= kein) bis 10 (= sehr stark)	Kommt es zu selbstverletzendem Verhalten?		Besteht Suizidgefahr? Von 0 (= keine) bis 10 (= sehr stark)	Kommt es zu anderen Risikoverhaltensweisen? Falls ja, welchen?
						Ja	Nein		
MO	06.00–12.00					☐	☐		
MO	12.00–18.00					☐	☐		
MO	18.00–06.00					☐	☐		
DI	06.00–12.00					☐	☐		
DI	12.00–18.00					☐	☐		
DI	18.00–06.00					☐	☐		

1 in Anlehnung an In-Albon und Schmid (2012)

Tag/Uhrzeit		Kurze Beschreibung der Tätigkeit bzw. Situation	Welche Gedanken habe ich?	Wie ist meine allgemeine Stimmung? Von 0 (= schlecht) bis 10 (= sehr gut)	Wie stark ist der Drang, mich selbst zu verletzen? Von 0 (= kein) bis 10 (= sehr stark)	Kommt es zu selbstverletzendem Verhalten?		Besteht Suizidgefahr? Von 0 (= keine) bis 10 (= sehr stark)	Kommt es zu anderen Risikoverhaltensweisen? Falls ja, welchen?
						Ja	Nein		
MI	06.00–12.00					☐	☐		
MI	12.00–18.00					☐	☐		
MI	18.00–06.00					☐	☐		
DO	06.00–12.00					☐	☐		
DO	12.00–18.00					☐	☐		
DO	18.00–06.00					☐	☐		
FR	06.00–12.00					☐	☐		

FR	**12.00–18.00**					☐	☐		
FR	**18.00–06.00**					☐	☐		
SA	**06.00–12.00**					☐	☐		
SA	**12.00–18.00**					☐	☐		
SA	**18.00–06.00**					☐	☐		
SO	**06.00–12.00**					☐	☐		
SO	**12.00–18.00**					☐	☐		
SO	**18.00–06.00**					☐	☐		

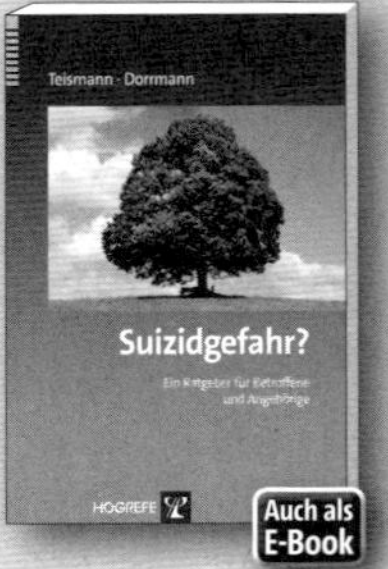
Teismann · Dorrmann
Suizidgefahr?
HOGREFE
Auch als E-Book

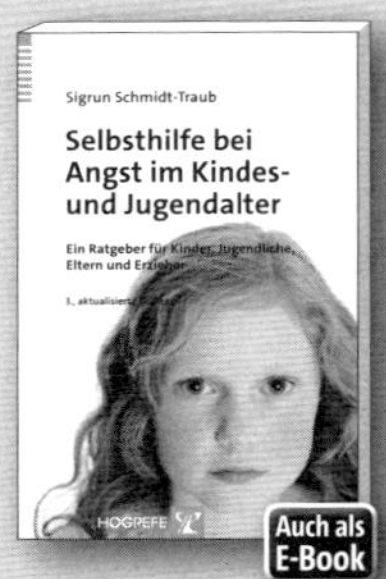
Sigrun Schmidt-Traub
Selbsthilfe bei Angst im Kindes- und Jugendalter
HOGREFE
Auch als E-Book

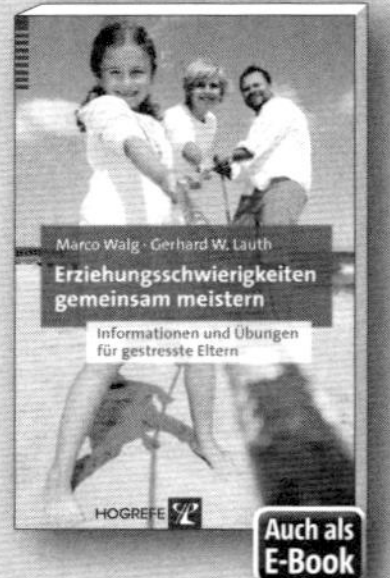
Marco Walg · Gerhard W. Lauth
Erziehungsschwierigkeiten gemeinsam meistern
Informationen und Übungen für gestresste Eltern
HOGREFE
Auch als E-Book

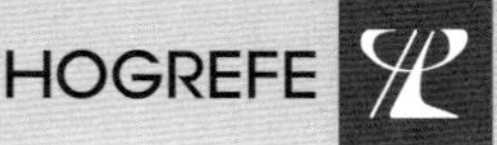
HOGREFE